# BEI GRIN MACHT SICH IHR WISSEN BEZAHLT

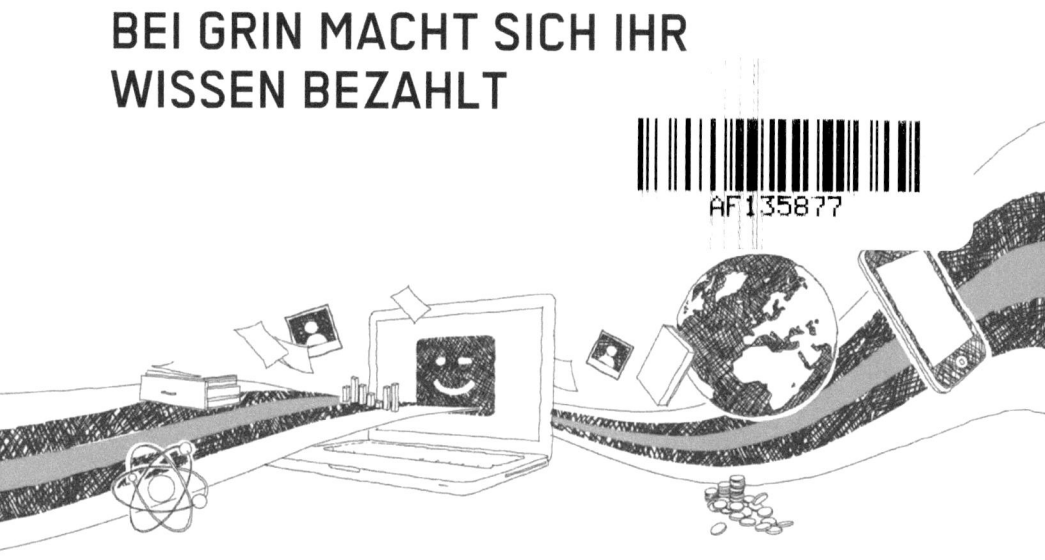

AF135877

- Wir veröffentlichen Ihre Hausarbeit,
  Bachelor- und Masterarbeit

- Ihr eigenes eBook und Buch -
  weltweit in allen wichtigen Shops

- Verdienen Sie an jedem Verkauf

## Jetzt bei www.GRIN.com hochladen und kostenlos publizieren

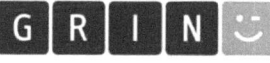

**Bibliografische Information der Deutschen Nationalbibliothek:**

Die Deutsche Bibliothek verzeichnet diese Publikation in der Deutschen National-bibliografie; detaillierte bibliografische Daten sind im Internet über http://dnb.d-nb.de/ abrufbar.

**Impressum:**

Copyright © 2019 GRIN Verlag
Druck und Bindung: Books on Demand GmbH, Norderstedt Germany
ISBN: 9783346041104

**Dieses Buch bei GRIN:**

https://www.grin.com/document/502565

**Markus Hieber**

# Entwicklung des beruflichen Selbstverständnisses an einer Berufsfachschule für Altenpflege im ersten Ausbildungsjahr

**Didaktische Analyse**

GRIN Verlag

## GRIN - Your knowledge has value

Der GRIN Verlag publiziert seit 1998 wissenschaftliche Arbeiten von Studenten, Hochschullehrern und anderen Akademikern als eBook und gedrucktes Buch. Die Verlagswebsite www.grin.com ist die ideale Plattform zur Veröffentlichung von Hausarbeiten, Abschlussarbeiten, wissenschaftlichen Aufsätzen, Dissertationen und Fachbüchern.

## Besuchen Sie uns im Internet:

http://www.grin.com/

http://www.facebook.com/grincom

http://www.twitter.com/grin_com

Universität: Charité Universitätsmedizin

Bereich: Charité Centrum 1 - Human- und Gesundheitswissenschaften

Studiengang: „Health Professions Education" (Master)

Bezeichnung des Leistungsnachweises:

Schriftliche Studienarbeit

Modul 06: Didaktische Modelle und Theorien

**Schriftliche Studienarbeit:**

**Didaktische Analyse eines Unterrichts zur Entwicklung des beruflichen Selbstverständnisses an einer Berufsfachschule für Altenpflege im ersten Ausbildungsjahr**

Zeitraum: SoSe 2019

Semester: 2. Fachsemester

Abgabedatum in digitaler Form: 14. August 2019

Vorgelegt von:

Diplom-Pflegewirt (FH) Markus Hieber, M. A.

# Zusammenfassung

Beschrieben wird eine an *Klafki* orientierte didaktische Analyse eines Unterrichts im Altenpflege-Lernfeld 4.1 „Berufliches Selbstverständnis entwickeln", Untergebiet 4.1.1 „Geschichte der Pflegeberufe" an einer Berufsfachschule für Altenpflege mit interkulturellem Schwerpunkt. Konkretes Thema des Unterrichts sind der Einsatz der „Krankenschwest+er" Florence Nightingales im Krimkrieg (1853 - 1856), die Mängel in Verpflegung, Versorgung, Ausstattung und Hygiene, die sie in den Militärlazaretten in Scutari und Sewastopol vorfand, die fachlichen Defizite, die sie bei ihren Kolleginnen beobachtete und die sie dazu führte, die Krankenpflege zu reformieren und in einen Ausbildungsberuf zu verwandeln.

Zukunftsbedeutung hat der Unterricht zu diesem Thema, weil die Wichtigkeit einer profunden Ausbildung für die Qualität der Pflege historisch hergeleitet wird.

Gegenwartsbedeutung ist nicht im Vorhinein immer erkennbar, da man dafür die Schüler/innen kennen muss; jedoch ergeben sich bei einem sehr vielschichtigen Thema diverse Anschlussmöglichkeiten: Professionalisierungsbestrebungen des Pflegeberufes, die Bedeutung der Hygiene in der Krankenpflege, die Emanzipation der Frau u. v. a.

Die exemplarische Bedeutung zeigt sich beispielsweise in den gesellschaftlichen Nebeneffekten eines Krieges, die auch schon bei anderen Kriegen zu beobachten waren.

Die thematische Strukturierung ergibt sich durch das Dreieck Biographie, Historie und Gegenwartsbezug. Die persönliche Biographie Florence Nightingales steht sehr dicht vor dem Hintergrund der sozial-ökonomischen Umwälzungen im Großbritannien des 19. Jahrhunderts, die schon von dem Industriellen Friedrich Engels beschrieben worden waren, aber auch vor dem Hintergrund eines sich rasch entwickelnden Gesundheitswesens. Was die Geschichte von Nightingale uns heute noch zu sagen hat, liegt in unserem Ermessen, aber es ergeben sich sehr viele Anknüpfungspunkte, da Leben und Wirken von Florence Nightingale einen breiten Deutungsspielraum zulassen.

Zugänglichkeit erhält das Thema „Leben und Wirken von Florence Nightingale" durch Hineinversetzen der Schüler/innen in eine Schlüsselsituation, in der Nightingale eine Entdeckung zu mangelnder Hygiene macht, die ihr weiteres pflegerisches Handeln bestimmt. Ganz konkret erfolgt der Zugang durch die zahlreichen Medien, die über das Leben und Wirken von Nightingale erschienen sind.

Für die heuristische Matrix nach *Darmann-Finck* wurde ein einzelner Aspekt des Unterrichts zu Nightingale herausgegriffen, nämlich der Aspekt der Hygiene, und in die Gegenwart übertragen, woraus die Struktur einer Lerninsel abgeleitet wurde.

# Inhaltsverzeichnis

# 1 Didaktische Analyse

## 1.1 Unterricht zur Entwicklung des beruflichen Selbstverständnisses

### 1.1.1 Institutioneller Kontext

Ich bin nebenberuflich gelegentlich als Honorardozent einer Berufsfachschule für Altenpflege tätig. Diese Berufsfachschule ist ein Unternehmen, das sich vor allem der Berufsvorbereitung und Ausbildung widmet. Gegenwärtig bietet sie Umschulungen zum/zur Altenpfleger/in, zum/zur Fahrradmonteur/in, zum/zur Friseur/in, zum/zur Hotelfachmann bzw. -frau, zum/zur Koch/zur Köchin, im Bereich Hauswirtschaft und zum/zur Textil- und Modeschneider/in an (vgl. Gehle, Platz o. J.: S. 13). Überdies berät und qualifiziert die Berufsfachschule Langzeitarbeitslose zur Wiedereingliederung in den Arbeitsmarkt (vgl. Gehle, Platz o. J.: S. 18 ff.) und ist in internationalen Projekten involviert (vgl. Gehle, Platz o. J.: S. 28 ff.).

Der Ausbildungsgang „Altenpflege" hat einen „interkulturellen Schwerpunkt" (Klein o. J.: o. S.). Dies bedeutet, dass vornehmlich, aber nicht nur Personen mit Migrationshintergrund die Altenpflegeausbildung dort absolvieren. Die Altenpflegeschüler/innen stammen von mindestens vier Kontinenten: Afrika (z. B. Kenia, Äthiopien, Nigeria), Amerika (z. B. Argentinien, Kuba), Asien (z. B. Indonesien, Vietnam, Pakistan, Afghanistan) und Europa (z. B. BRD, Türkei, Polen, Serbien).

Die Altenpflegeausbildung findet in zwei verschiedenen Modi statt, berufsbegleitend in vier Jahren oder Vollzeit in drei Jahren. Im berufsbegleitenden Modus kommen die Schüler/innen an zwei Tagen in der Woche in die Altenpflegeschule zum Unterricht. Hauptberuflich sind sie von der Schule unabhängig und sind zum Teil als Pflegehelfer/innen tätig, führen aber zum Teil selbst schon Pflegeunternehmen (ambulante Dienste). In der Vollzeitvariante besteht ein Ausbildungsvertrag mit einem Betrieb; dennoch müssen diese Schülerinnen auch auswärtig einige Einsätze absolvieren (Geriatrie, ambulanter Pflegedienst). Ca. 110 Schüler/innen absolvieren zur Zeit die Vollzeitausbildung und ca. 46 Schüler/innen die Teilzeitausbildung. Im Herbst starten die letzten Altenpflegeausbildungsgänge und ab 2020 bietet die Berufsfachschule die generalistische Pflegeausbildung an.

An der Berufsfachschule für Altenpflege sind eine Schulleiterin, eine Schulsekretärin und sechs Lehrer/innen fest angestellt. Außerdem sind an der Schule noch eine Reihe von Honorardozent/innen nebenberuflich tätig: Ärzt/innen, Rechtsanwält/innen, Psycholog/innen und Pfleger/innen.

## 1.1.2 Beschreibung der Lernenden

Den auf den folgenden Seiten beschriebenen Unterricht zum beruflichen Selbstverständnis gab ich im Altenpflegeteilzeitkurs „APTZ 5", der von der Krankenschwester und
Lehrerin Frauke S. geleitet wird. Altenpflege-Teilzeitkurse sind in der Regel Quereinstei-
gerkurse für Personen, die in der Mitte ihres Lebens stehen und über einen reichen Erfah-
rungsschatz verfügen. Drei Schüler/innen sind selbst schon Inhaber/innen von ambulan-
ten Pflegediensten, die aber aufgrund der Fachkraftquote nur Leistungen nach SGB 11,
nicht aber nach SGB 5 anbieten dürfen; um dies durch die Erhöhung der Fachkraftquote
in ihren Unternehmen zu verändern, absolvieren diese Personen eine Altenpflegeausbildung. Der Kurs „APTZ 5" hat 15 Teilnehmer/innen; davon haben 12 Schüler/innen einen
Migrationshintergrund; drei Schüler/innen sind deutscher Abstammung.

## 1.1.3 Einordnung des Themas in den Lehrplan

Der theoretische Unterricht in der Altenpflege ist in vier Lernbereiche gegliedert:
„1. Aufgaben und Konzepte in der Altenpflege (…)
2. Unterstützung alter Menschen bei der Lebensgestaltung (…)
3. Rechtliche und institutionelle Rahmenbedingungen altenpflegerischer Arbeit (…)
4. Altenpflege als Beruf" (AltPflAPrV 2016: S. 8 ff.):
Diese vier *Lernbereiche* sind jeweils in mehrere *Lernfelder* unterteilt, wobei „Berufliches Selbstverständnis entwickeln" das Lernfeld 4.1 bildet (vgl. AltPflAPrV 2016: S.
11). Dieses Lernfeld 4.1. ist entsprechend der von dem Senat für Bildung, Jugend und
Sport herausgegebenen Broschüre „*Altenpflege – Eine Handreichung*" noch mal in sieben
Unterbereiche eingeteilt: „1. Geschichte der Pflegeberufe (…) 2. Berufsgesetze der Pflegeberufe (…) 3. Professionalisierung der Altenpflege, Berufsbild und Arbeitsfelder (…)
4. Berufsverbände und Organisationen der Altenpflege (…)  5. Teamarbeit und Zusam-
menarbeit mit anderen Berufsgruppen (…) 6. Ethische Herausforderungen der Altenpflege (…) 7. Reflexion der beruflichen Rolle und des eigenen Handelns." (Kuhlich, Rau
2006: S. 12 f.)
Ich gab an der Berufsfachschule für Altenpflege mit interkulturellem Schwerpunkt
am 18. September 2018 im dritten Block (11:45 bis 13:15 Uhr) Unterricht zum beruflichen Selbstverständnis, und zwar zu Lernfeld 4.1.1: „Geschichte der Pflegeberufe". In
eben besagter „Handreichung" für die Altenpflege vom Berliner Senat wird das Ziel dieses Lernfeldes so definiert: „Die Schülerinnen und Schüler kennen die historische

Entwicklung der Pflegeberufe." (Kuhlich, Rau 2006: S. 12). Hier eröffnet sich also ein sehr weites Feld.

## 1.2 Zweck der didaktischen Analyse von Wolfgang Klafki

Die „didaktische Analyse als des ersten und wichtigsten Schrittes der Unterrichtsvorbereitung (…) soll ermitteln, worin der allgemeine Bildungsgehalt des jeweils besonderen Bildungsgehaltes liegt" (Klafki 1958/1970: S. 134). Dabei wird der Bildungsgehalt aus dem Bildungsinhalt abgeleitet: „Jene Momente nun, die solche Erschließung des Allgemeinen im Besonderen oder am Besonderen bewirken, meint der Begriff des Bildungsgehaltes. Jeder besondere Bildungsinhalt birgt in sich also einen allgemeinen Bildungsinhalt" (a. a. O.: S. 134). Dies dient vor allem dem Zweck, einen Unterrichtsstoff im Sinne der Lernenden aufzuarbeiten, seine Anschlussfähigkeit zu ermitteln, das Thema für die Schulstunde zu gliedern und zu überlegen, wie die Schüler/innen einen Zugang zum Thema finden können (vgl. a. a. O.: S. 135 ff.). Die didaktische Analyse ist eigentlich nicht der erste, sondern der zweite Schritt der Unterrichtsvorbereitung, denn ihr geht die Bedingungsanalyse voraus, bei der die Besonderheiten des Klientels herausgearbeitet werden (vgl. Schmal 2017: S. 42), und ihr folgt die methodische Vorbereitung des Unterrichts (vgl. Klafki 1958/1970: S. 142 f.). Bei der didaktischen Analyse ist die Beantwortung von fünf Fragen zentral: 1. Welche Gegenwartsbedeutung hat das Thema für die Schüler/innen? 2. Welche Bedeutung hat das Thema in der Zukunft für die Schülerinnen? 3. Welches allgemeine Prinzip zeigt sich am Unterrichtsthema am exemplarischen Fall? 4. Wie kann das Thema strukturiert werden? 5. Welcher Zugang bietet sich für das Thema an? (vgl. a. a. O.: S. 135 ff.)

Im Folgenden werden Fragen von Klafki, die bei der didaktischen Analyse beantwortet werden sollen, wörtlich zitiert; in diesen Fragen ist von „Kindern" (a. a. O.: S. 136) die Rede, weil Klafki als Klientel wohl Schüler/innen in der Unter- und Mittelstufe vorschwebten. Die Fragen der didaktischen Analyse eignen sich auch für die Berufsausbildung als eine Sonderform der Erwachsenenbildung, solange eine Bedingungsanalyse sich nicht auf die didaktische Analyse auswirkt, die aber hier nicht durchgeführt wurde.

## 1.3 Anwendung der didaktischen Analyse auf meinen Unterricht

Im Unterricht zum beruflichen Selbstverständnis wurde das Leben und Wirken von Florence Nightingale (1820 – 1910) behandelt, weil deren Karriere einen Schlüsselmoment der Pflegegeschichte darstellt, in dem Pflege zu einem Ausbildungsberuf wurde. Die Geschichte Nightingales ist vielschichtig und in mehrere Richtungen anschlussfähig. „Heldengeschichten" wie die von Nightingale stiften, wenn man sie mit einem leichten Augenzwinkern wahrnimmt, Identifikation und können die Schüler/innen emotional motivieren. Mit Vorbehalten und Einschränkungen können sich die Schüler/innen Florence Nightingale als Vorbild nehmen, wenn sie nicht die krankmachende Selbstaufopferung nachahmen.

### 1.3.1 Exemplarische Bedeutung

*„1. Welchen größeren bzw. welchen allgemeinen Sinn- oder Sachzusammenhang vertritt und erschließt dieser Inhalt? Welches Urphänomen oder Grundprinzip, welches Gesetz, Kriterium, Problem, welche Methode, Technik oder Haltung läßt sich in der Auseinandersetzung mit ihm „exemplarisch" erfassen?*

*1. Wofür soll das geplante Thema exemplarisch, repräsentativ, typisch sein?" (Klafki 1958/1970, S. 135)*

Nightingale pflegte mit Ordensschwestern und Pflegehelferinnen kranke und verletzte Soldaten im Krimkrieg in Scutari (heute Üsküdar, Stadtteil von Istanbul) und Sewastopol. Die Zustände allerdings, die Nightingale dort zunächst vorfand, waren katastrophal: Es gab keine Utensilien wie Eimer oder Becher und keine Möbel wie Betten oder einen Operationstisch (vgl. Vasold 2003: S. 103). Die Soldaten erhielten keine Krankenhaushemden, sondern waren in „blutdrucktränkte" Decken (a. a. O.: S. 103) gehüllt oder gänzlich nackt (vgl. a. a. O.: S. 103). Frisch Operierte wurden auf den blanken Fußboden gelegt (vgl. a. a. O.: 2003: S. 103). Es mangelte an Getränken und Speisen (vgl. a. a. O.: S. 103). Diäten wurden von Ärzten zwar angeordnet, aber „letzten Ende hing es von Wohlwollen des Beschaffers ab, ob der Verletzte diese Kost tatsächlich erhielt" (a. a. O.: S. 111). „Und es gab längst nicht genügend Ärzte und Pflegepersonal." (a. a. O.: S. 103) Amputationen fanden vor Augen und Ohren der Kameraden statt, weil es keine spanischen Wände gab (vgl. a. a. O.: S. 120). „Die alten Latrinen waren in einem verwahrlosten Zustand." (a. a. O.: S. 120). Folge davon war, dass die meisten Soldaten Durchfall erlitten (vgl. a. a. O: S. 120). Die Berufene ergriff Gegenmaßnahmen und verbesserte die Ernährung (vgl. a. a. O.: S. 123), beschaffte Utensilien wie Essbesteck und Handtücher (vgl. a. a. O., S. 123) und sorgte dafür, dass den Soldaten der Sold nicht mehr bar ausgezahlt, sondern in ihre Heimat überwiesen wurde, so dass die Verzweifelten ihren Lohn nicht mehr ad hoc ad loc in Alkohol umsetzen konnten (vgl. a. a. O.: S. 123 f.).[1] Dies bedeutet also, dass Nightingale die Krankenpflege auf eine höhere Niveauebene hob.

Ihre Erfahrungen brachten Florence Nightingale dazu, die Defizite in der Krankenversorgung zu erkennen und sich dafür einzusetzen, dass Krankenpflege zu einem Ausbildungsberuf wurde (vgl. a. a. O.: S 188 f.). So wurde nach den Vorstellungen von Florence Nightingale 1860 am St. Thomas Hospital in London die erste ernstzunehmende Krankenpflegeschule im europäischen Raum gegründet (vgl. Seidler, Leven 2003: S. 219).

Der Didaktiker Wolfgang Klafki war bestrebt, den Begriff der Allgemeinbildung zu retten, die er als „geschichtlich vermitteltes Bewußtsein von zentralen Problemen der Gegenwart und – soweit voraussehbar – der Zukunft" (Klafki 2007: S. 56) definierte und auch als „epochaltypische Schlüsselprobleme" bezeichnete; als Beispiel ist hier die Friedensfrage als erstes Schlüsselproblem zu nennen (vgl. a. a. O: S. 56 f.). Das Beispiel des Kriegseinsatzes von Florence Nightingale zeigt, wie Krieg bei all seiner Grausamkeit, Brutalität und Zerstörung aber dennoch diverse Nebeneffekte auf die Entwicklung einer Gesellschaft hat: Geopolitik, politisch-juristische Verfassung, Medizin, Technik und die sozialen Verhältnisse. Beispiele hierfür sind die Neuaufteilung Europas nach den Koalitionskriegen beim Wiener Kongress 1814 bis 1815, die Verabschiedung der Monarchie im Deutschen Reich nach dem ersten Weltkrieg und die rasant fortschreitende Antibiotikaforschung der USA während des zweiten Weltkrieges. Dies ist völlig wertfrei und faktenanalytisch zu betrachten, denn Krieg kann ein Motor der Geschichte sein, die aber auch durch andere Faktoren in Schwung gebracht werden kann.

*„2. Wo läßt sich das an diesem Thema zu Gewinnende als Ganzes oder in einzelnen Elementen - Einsichten, Vorstellungen, Wertbegriffen, Arbeitsmethoden, Techniken - später als Moment fruchtbar machen?" (Klafki 1958/1970: S. 135)*

Das Beispiel von Florence Nightingale zeigt die Wichtigkeit von Bildung und Ausbildung und das eines der Grundlagen der guten Praxis eine profunde Ausbildung ist, obwohl klar ist, dass auch eine gute Ausbildung nicht notwendig zu einer guten Praxis führen muss, sie dennoch begünstigt.

Für die weitere Zukunft kann der Schüler bzw. die Schülerin anhand der Geschichte Nightingales erkennen, wie sehr Entwicklungen in einem Netzwerk von Ereignissen und Prozessen gesehen werden müssen und die Fortschritte der Krankenpflege mit den Fortschritten in anderen Bereichen in Zusammenhang stehen, denn das Gesundheitswesen

---

[1] Weitere Interventionen Nightingales erfolgten, die aber aus Platzgründen hier nicht erwähnt werden.

erlebte im 19. Jahrhundert durch die Technisierung und durch Fortschritte in Pharmako-logie, Medizin und Hygiene einen Entwicklungsschub, der sich dann auch auf die Kran-kenpflege auswirkte.

### 1.3.2 Gegenwartsbedeutung

*„II. Welche Bedeutung hat der betreffende Inhalt bzw. die an diesem Thema zu ge-winnende Erfahrung, Erkenntnis, Fähigkeit oder Fertigkeit bereits im geistigen Leben der Kinder meiner Klasse, welche Bedeutung sollte er – vom pädagogischen Gesichts-punkt aus gesehen darin haben?" (a. a. O.: S. 136)*

Ich kannte den „APTZ 5" vor dem Unterricht zum Thema „Geschichte der Kranken-pflege" nicht und so ergaben sich nur durch Zufall einige Anknüpfungspunkte der Schü-ler/innen zum Thema. Einige Altenpflegeschüler/innen stammen aus der Türkei und so war ihnen der Ort Scutari, der heutzutage Üsküdar (Stadtteil von Istanbul) heißt, ein Be-griff; auch wusste ein Schüler, dass es in der Türkei eine Krankenhauskette gibt, die nach Florence Nightingale benannt ist. Eine Schülerin, die aus Aserbaidschan stammt, sah eine Analogie zwischen dem imperialen Streben Russlands im 19. Jahrhundert, das zum Aus-bruch des Krimkriegs führte, und der späteren Hegemonialstellung Russlands innerhalb der Sowjetunion, aber auch der Annektion der Krim durch Russland im Jahre 2014 (vgl. Kaminer 2017: Track 3).

Gerade für die Schüler/innen an einer Berufsfachschule mit interkulturellem Schwer-punkt, die zum Teil als Flüchtlinge aus Krisen- und Kriegsgebieten nach Deutschland gekommen sind (z. B. eine Schülerin stammt aus Palästina), bildet das Thema Krieg eine Anknüpfungsmöglichkeit. Mithin kann man anhand der Geschichte des Krimkrieges er-kennen, dass es Regionen auf dieser Welt von geopolitischer Bedeutung gibt, die immer wieder Schauplatz von zwischenstaatlichen Spannungen, Gewalt und Krieg werden (vgl. Kaminer 2017: Track 3).

Dabei ist die enge Verzahnung zwischen Krankenpflege und Krieg oft ein konflikt-beladenes Thema. Reflexiv kann die Auseinandersetzung mit dem Kriegseinsatz von Flo-rence Nightingale zu der Überlegung führen, ob und inwieweit Krankenpflege Kriegsein-sätze unterstützt und ob nicht jemand, der z. B. eine pazifistische Einstellung vertritt, in ein ethisches Dilemma gerät, weil er indirekt die Kriegsmaschinerie unterstützt und am Leben erhält, wenn er den im Krieg verletzten Personen Hilfe und pflegerische Versor-gung angedeihen lässt.

Florence Nightingale ist in ein ähnliches Dilemma geraten; sie war eigentlich den Deutschen wohlgesonnen und konnte den damaligen Herrscher Frankreichs Kaiser Napoleon III „nicht ausstehen" (Vasold 2003: S. 232). Doch bereute sie es, 1870 im deutsch-französischen Krieg an der Bildung einer Kriegsambulanz, die von der preußischen Regierung an die Kriegsfront entsandt wurde, beteiligt gewesen zu sein (vgl. a. a. O.: S. 234), weil nach ihrer Meinung durch die Vormachtstellung der Deutschen in Europa in Folge des von den Deutschen gewonnenen Krieges das Gleichgewicht der Mächte aus der Balance geriet (vgl. a. a. O.: S. 233).

### 1.3.3 Zukunftsbedeutung

*„III. Worin liegt die Bedeutung des Themas für die Zukunft der Kinder?" (Klafki 1958/1970: S. 137)*

Aus der Geschichte für die Zukunft: Wesentlich ist es, zu verstehen, warum Pflege, die bis 1860 meistens nachlässig, inkompetent und unprofessionell durchgeführt wurde, ein Ausbildungsberuf werden musste, um den an Bedeutung gewinnenden Wertmaßstäben des Humanismus Folge zu leisten, aber auch, um Antworten auf die zahlreichen Herausforderungen durch den technisch-medizinischen Fortschritt und durch die sozial-ökonomische Entwicklung vor dem Hintergrund der Industrialisierung zu finden. Für die Zukunft bedeutet dies, dass der Pflegeberuf auch weiterhin mit der Zeit gehen und den aktuellen gesellschaftlichen, kulturellen und technischen Herausforderungen begegnen muss.

Durch Berufstraditionen und Mythenbildung gewinnt der Beruf an Identifikationsmöglichkeiten und Vorbildern, die sowohl den Auszubildenden als auch den Berufstätigten mit Stolz erfüllen können, auch zu dieser Berufsgruppe dazuzugehören. Symbole, Geschichten, Berufskleidung, Bilder, Kunstwerke, Museen, Namen und Heroen stellen Bezüge her und erzeugen Emotionen, die den Pflegenden in besonderem Maße motivieren können.

Allerdings baut eine Motivation, die seine Kraft aus der Heroisierung von besonders engagierten Personen zieht, auf Treibsand, der in Bewegung gerät, sobald der Schüler oder die Schülerin tiefer in die Geschichte vordringt. Denn dann wird ihm oder ihr schnell klar, dass 1. das Bild der Heldin konstruiert ist und Ergebnis einer geschickten Selbstinszenierung ist (Emig 2010: S. 279 ff.), 2. die vermeintliche „Heroin" ihre eigene Gesundheit durch ihre aufopferungsvolle Hingabe nachhaltig geschädigt hat (vgl. Meißner 2019: 263 ff.), insofern fast schon ein abschreckendes Beispiel für die ohnehin von Burnout

11

gefährdeten Pflegenden ist, 3. die Heldin in Wirklichkeit nicht völlig alleine dasteht, sondern neben anderen Akteuren in einem Netz von Ideen, Vorgängen, Situationen, Theorien und Einflüssen sich befindet, die ihr Denken und Verhalten aus dem zeithistorischen Kontext hermeneutisch verständlich machen. Als Beispiele seien hier die folgenden zeithistorischen Einflüsse auf Nightingale zu nennen: 1. die Hygienebewegung, die Nightingale offensichtlich sehr beeindruckt hat (vgl. Schweikardt, Schulze-Jaschok 2005: S. 14), 2. die fast zeitgleich zum Wirken Nightingales stattfindenden Entwicklungen, die zur Gründung des roten Kreuzes führten (vgl. Seidler, Leven 2003: 220 ff.), 3. die Bestrebungen von Theodor Fliedner in Kaiserswerth, Pflegekräfte rudimentär auszubilden (vgl. a. a. O.: 212 ff.), 4. insgesamt das stark in Bewegung befindliche Gesundheitswesen im 19. Jahrhundert (vgl. a. a. O. S. 179 ff.), 5. vor allem aber auch die Berichterstattung in den Zeitungen über die Missstände in den britischen Militärlazaretten des Krimkrieges (vgl. Vasold 2003: S. 103).

### 1.3.4 Thematische Struktur

*„IV. Welches ist die Struktur des (durch die Fragen I, II und III in die spezifisch pädagogische Sicht gerückten) Inhaltes?" (Klafki 158/1970: S. 137)*

*1. - 3. Sinnzusammenhang der einzelnen Momente und Schichtung des Themas (vgl. a. a. O.: S. 138 f.)*

Der Unterrichtsstoff bildet eine Trinität aus Biographie, Geschichte und Gegenwartsbezug:

1. BIOGRAPHIE: Der Teil des Unterrichts, der sich der Biographie Nightingales zuwendet, wird weitgehend chronologisch die Episoden im Leben von Nightingale nachverfolgen. Wir haben es hier allerdings nicht mit Mathematik oder Physik zu tun, wo es eine zwingende Reihenfolge der aufeinanderfolgenden Lerninhalte gibt, und daher könnte man auch Episoden aus dem Leben von Florence Nightingale eben nicht in der chronologischen Reihenfolge wiedergeben, wie z. B. der Film „The Lady With The Lamp" (Wilcox 1951) mit einer Szene ihrer letzten Jahre beginnt, als sie nämlich 1907 von König Edward VII. den „Order of Merit" verliehen bekommt.[2] Trotzdem besitzen die Episoden im Leben von Florence Nightingale eine gewisse Folgerichtigkeit: Im Alter von 17 Jahren pflegt Nightingale während einer Grippeepidemie Dienstboten, Angehörige und Bekannte und findet Gefallen an der Pflege. → Dies führt sie einige Zeit später dazu, die

---

[2] Die Ordensverleihung wird nicht direkt gezeigt, sondern zwei Herren in einer Kutsche sprechen darüber (Wilcox 1951).

Pflege einer Tante zu übernehmen, als diese pflegebedürftig wird. → Dadurch reift in Nightingale der Wunsch, Pflegerin zu werden. → Die Familie vereitelt diesen Berufswunsch zunächst. → Nightingale gerät daraufhin in eine Sinnkrise. → Ohne die Eltern zu fragen, hospitiert Nightingale in einem Krankenhaus von Theodor Fliedner in Kaiserswerth, wo sie rudimentären Pflegeunterricht erhält. → Weitere Erfahrungen in der Pflege und die freizeitmäßige Auseinandersetzung mit so einem spannenden Thema wie Krankenhausstatistik verhelfen ihr 1854 zum Leitungsposten im Militärlazarett in Scutari. → Dort beobachtet sie, dass die Pflegenden zahlreiche Defizite aufweisen. → Dies führt dazu, dass Nightingale sich dafür einsetzt, dass Pflegende eine Ausbildung absolvieren sollen. → Nach Nightingales Ideen wird 1860 eine Pflegeschule gegründet.

2. HISTORIE: Im nächsten Teil des Unterrichts sollten die Schüler/innen einen Schritt zurücktreten, um einen breiteren Blickwinkel einnehmen zu können. Der historische Hintergrund der Lebensgeschichte Nightingales ist vielschichtig:

- Die Reformen der Krankenpflege beim gesellschaftlich viel beachteten Kriegseinsatz von Nightingale in Scutari und ihre Gründung der ersten westlichen Pflegeschule in London sind Zeugnisse des aufblühenden Gesundheitswesens im 19. Jahrhundert: Die Medizin schreitet voran, die Pharmakologie gedeiht und die Hygiene etabliert sich, wenn auch zäh und mit Rückschlägen.

- Zugleich zeigt sich die Entwicklung der Gesundheitsprofessionen, ihre Profilbildung, ihre Aufgabenaufteilung und ihre Abgrenzung voneinander, z. B. Abgrenzung der Pflege von der Medizin.

- Die auf Nightingale zurückgehende Reform der Krankenpflege ist vor dem historischen Hintergrund der Industrialisierung im 19. Jahrhundert und der damit einhergehenden Verelendung großer Bevölkerungsschichten, die keine adäquate medizinische und pflegerische Versorgung erhielten, zu sehen.

- Das Leben von Nightingale kann man als Exempel für die Emanzipation einer Frau im 19. Jahrhundert sehen, denn mehrfach schlug Nightingale Heiratsanträge von Männern aus, weil sie andere Interessen verfolgte und sich nicht fest binden wollte (Vasold 2003: S. 46 & 63); es gab damals also für eine Frau aus besseren Kreisen scheinbar nur zwei Alternativen: Heirat und damit einhergehend Repräsentationsverpflichtungen in Salons und auf Bällen und ansonsten häuslicher Rückzug oder die Ergreifung eines Berufes als Ledige. Ehe und Berufstätigkeit schienen sich zwingend auszuschließen. Wie sehr Nightingale darunter gelitten hat, zeigen ihre Tagebucheinträge, denn nach dem der um sie werbende Richard Milnes bereits den Eindruck erhalten hatte, dass Nightingale seinen Heiratsantrag ablehnt, wog sie trotzdem noch Jahre lang heimlich Pro und Contra einer Vermählung mit ihm ab (vgl. Bostridge 2009: S. 126).

- Die Pflegewissenschaftlerin Claudia Bischoff-Wanner weist nach, wie die Vorstellungen von Genderdifferenz und Geschlechtsrollen den Pflegeberuf prägten und warum im 19. Jahrhundert der Arztberuf männerdominiert war, Pflegende aber meistens Frauen waren (vgl. Bischoff-Wanner 1997: 32 ff.). Grund hierfür war die damals verbreitete Ansicht, dass die Eigenschaften wie Mitgefühl und Empathie, die die Gesellschaft dem weiblichen Geschlecht zuschrieb, gut zum Pflegeberuf passen (vgl. a. a. O.: S. 81).

- Die Bestrebungen und Erfahrungen von Florence Nightingale korrespondieren mit dem Schaffen Jean Henry Dunants und seiner Gründung des Roten Kreuzes im Jahre 1863 (vgl. Seidler, Leven 2003: 220 ff.).

- Überdies werden vor dem Hintergrund des Lebens von Nightingale die Geschichte des britischen Empire und seine internationalen Verstrickungen im 19. Jahrhundert deutlich (vgl. Traub 2013: gesamtes Heft). Das ist dann für Pflegende interessant, wenn sie auch mal über den Tellerrand ihres Berufs bzw. ihrer Profession in spe hinausschauen möchten.

3. GEGENWARTSBEZUG: Im dritten Schritt stellt sich die Frage, was uns heutzutage die Geschichte von Nightingale noch zu sagen hat. Die Biographie Nightingales vor dem historischen Hintergrund ist vieldeutig und vieles an ihrer Lebensgeschichte weist über das Schicksal einer Einzelperson hinaus und so ergeben sich vielfältige, meist subjektive Bezüge für die Schüler/innen. Eines von vielen Anknüpfungspunkten ist die Hygiene, da Nightingale eines ihrer Wegbereiterinnen ist. Hier bietet sich an, einen Blick auf die Hygiene in gegenwärtigen Pflegeeinrichtungen zu werfen, aber auch zu schauen, wie sich die Kommunikationsweise, Hygiene durchzusetzen, geändert hat.

*„4. In welchem größeren sachlichen Zusammenhang steht dieser Inhalt? Was muss sachlich vorausgegangen sein?" (Klafki 1958/1970: 139)*

Die Schüler/innen brauchen nicht viel, um mit der Pflegegeschichte in Berührung geraten zu können und so fand auch der Unterricht zur Pflegegeschichte sehr am Anfang der Altenpflegeausbildung statt. Allerdings sollten die Schüler/innen wenigstens selbst mal praktisch gepflegt haben und nicht völlig unerfahren sein, um besser verstehen zu können, warum erst eine gute Ausbildung zu guter Pflege führt.

*„5. Welche Eigentümlichkeiten des Inhaltes werden den Kindern den Zugang zur Sache vermutlich schwer machen?" (a. a. O.: 139)*

Das Fach „Geschichte" wird nicht von jedem Menschen gemocht. Nightingale lebte in der Epoche, in der die Romane der Geschwister Brontë oder Charles Dickens spielen und obwohl es einige Menschen gibt, die gerne die Romane der besagten Autor/inn(en) lesen oder sich deren Verfilmungen genussvoll ansehen, so gibt es eben auch viele, die gar keinen Sinn dafür haben. Die Mode bodenlanger Kleider und einschneidender Korsagen, die geschraubte Sprache, das höfische Benehmen, die gottesfürchtige Frömmigkeit und das steife Walzertanzen auf dem Parkett mit „Ballkarte", alles das wirkt aus der heutigen Perspektive vielleicht ein bisschen skurril und sonderbar. Auch die Verfilmungen des Lebens von Florence Nightingale sind nur bedingt einsetzbar. Mindestens zwei Verfilmungen sind noch in schwarzweiß gedreht worden (Dieterle 1936, Wilcox 1951); eine Hollywood-Verfilmung von 1985 ist zwar in Farbe, liegt aber nur in englischer Sprache mit englischen Untertiteln vor (Duke 1985): Ein historischer, teilweise melodramatischer Kostüm- und Ausstattungsfilm aus den 80er Jahren mit seinem ruhigen Erzähltempo, den langen Einstellungen und dem weitgehenden Fehlen von Dynamik entspricht trotz Starbesetzung (z. B. James-Bond-Darsteller Timothy Dalton in der Rolle des romantischen Liebhabers Richard Milnes) nicht unbedingt den Sehgewohnheiten Netflix-verwöhnter Konsumenten.

*„6. Was hat als notwendiger, festzuhaltender Wissensbesitz („Mindestwissen") zu gelten, wenn der im Vorangegangenen bestimmte Bildungsinhalt als angeeignet, als „lebendiger", „arbeitender" geistiger Besitz gelten soll?" (Klafki 1958/1970: 140)*

Wichtig ist vor allem zu verstehen, wie sehr die Professionalisierung in der Pflege von der Ausbildung abhängt und dass Florence Nightingale hier eine Schlüsselstelle in der Geschichte der Entwicklung des Pflegeberufs eingenommen hat. Sie vermochte es, einen Beruf, der mit einem schlechten Image behaftet war, durch Begründung der Pflegeausbildung in die Zukunft zu führen.

## 1.3.5 Zugänglichkeit

*„V. Welches sind die besonderen Fälle, Phänomene, Situationen, Versuche, Perso-*
*nen, Ereignisse, Formelemente, in oder an denen die Struktur des jeweiligen Inhaltes den*
*Kindern dieser Bildungsstufe, dieser Klasse interessant, fragwürdig, zugänglich, begreif-*
*lich, „anschaulich" werden kann? Diese letzte der fünf didaktischen Grundfragen muß*
*in drei Teilfragen entfaltet werden. 1. Welche Sachverhalte, Phänomene, Situationen,*
*Versuche, Kontroversen usw., m. a. W.: welche „Anschauungen" sind geeignet, die auf*
*das Wesen des jeweiligen Inhaltes, auf seine Struktur gerichtete Fragestellung in den*
*Kindern zu erwecken, jene Fragestellung, die gleichsam den Motor des Unterrichtsver-*
*laufes darstellen soll?" (Klafki 1958/1970: 140)*

In Kapitel 1.3.4 wurde schon dargelegt, dass die Filme über das Leben von Florence
Nightingale vielleicht den Zugang zum Leben dieser besonderen Person eher erschweren.
Wenn der Lehrende es allerdings geschickt anstellt und entweder die Filme durch erklä-
rende filmhistorische Referate einführt oder aber mit Hilfe eines Videobearbeitungspro-
gramms die Schlüsselstellen der Filme herausschneidet, mithin den Altenpflegeschü-
ler/innen nur besonders gelungene Ausschnitte der Filme präsentiert, so können die Schü-
ler/innen durchaus einen guten Zugang zum Thema finden. In der Nightingale-Realver-
filmung aus dem Jahre 1985 ist eine Schlüsselsituation zu sehen, bei der man Nightingale
bei eines ihrer Entdeckungen zuschauen kann: Bei der Versorgung eines Patienten fällt
der unermüdlichen Pflegerin auf, dass das Nachbarbett leer ist. Der Patient, den die Obe-
rin gerade versorgt, berichtet, dass sein Bettnachbar am Morgen verstorben sei. Nightingale wundert sich, dass nun schon in zwei Wochen der dritte Patient in diesem Bett da-
hingeschieden ist. Der Patient führt es auf einen Fluch zurück, der über den Nachbarbett
hänge und dass er froh sei, nicht in diesem Bett schlafen zu müssen. Und er fügt hinzu,
dass von dem benachbarten Bett ein übler Geruch ausgehe, wobei er nicht ahnt, dass dies
ein Hinweis auf das Vorhandensein schädlicher Mikroorganismen oder Keime ist. Die
Krankenschwester sinniert, wie man an ihrem Gesichtsausdruck erkennt; sie geht zur
Wand hinter dem Bett, macht mit dem Finger einen Abstrich und riecht dann an ihrem
Finger, wobei sie das Gesicht verzieht; ihr scheint ein Licht aufzugehen, dass es die hy-
gienischen Bedingungen sind, die für den Tod von drei Patienten in kürzester Zeit ver-
antwortlich sind.

*„2. Welche Anschauungen, Hinweise, Situationen, Beobachtungen, Erzählungen,*
*Versuche, Modelle usw. sind geeignet, den Kindern dazu zu verhelfen, möglichst*

*selbständig die auf das Wesentliche der Sache, des Problems gerichtete Fragestellung zu beantworten?" (a. a. O.: 141)*

An dieser Stelle könnte der Film angehalten werden; die Schüler sollten darüber nachdenken, was hier wohl passiert ist, welche Ursache sie hinter den gehäuften Todesfällen vermuten, was die Arbeitswütige da mit ihrem Finger abgestrichen hat, was so unangenehm riecht und welche Maßnahmen ergriffen werden müssen, um die Gefährdung für die Patienten zu verringern. Und die Schüler/innen sollten sich dann überlegen, über welche Voraussetzungen Pflegende verfügen müssen, um systematisch solche Bedrohungen für den Patienten zu erkennen und zu beseitigen.

*„3. Welche Situationen und Aufgaben sind geeignet, das am exemplarischen Beispiel, am elementaren „Fall" erfaßte Prinzip einer Sache, die Struktur eines Inhaltes fruchtbar werden, in der Anwendung sich bewähren und damit üben (- immanent wiederholen -) zu lassen?" (a. a. O.: 141 f.)*

Die Schüler/innen könnten sich in einem weiteren Schritt überlegen, welche Maßnahmen sie ergreifen würden, um die Hygiene in einem Krankenhaus zu gewährleisten und um die Ausbreitung von Krankheiten zu verhindern. Als Beispiele wären zu nennen, dass die Wände desinfiziert oder saniert werden müssen, dass die Händehygiene unabdingbar ist, dass ein Bett regelmäßig abgewaschen und desinfiziert werden muss und dass auch regelmäßig ein Bettwäschewechsel erfolgen sollte usw.

**1.4 Literatur zur Vorbereitung und Gestaltung des Unterrichts**

Ein sehr schönes Buch über Florence Nightingale stammt aus dem Merchandising-Shop des Florence Nightingale Museums in London und trägt den Titel „The Life and World of Florence Nightingale" von Struan Reid aus dem Jahre 2004. Es handelt sich um ein Bilderbuch für Erwachsene mit vielen schönen Fotos, Zeichnungen und Gemälden; die Texte wurden im einfachem Englisch verfasst und in großer Schrift gesetzt. Dieses Buch könnte man vielleicht im Kurs rumgehen lassen; noch besser wäre es aber, die Bilder einzuscannen und im Rahmen einer Powerpoint-Präsentation auf die Leinwand zu projizieren.

Sprachlich sehr schön und mit 261 Seiten nicht zu umfangreich ist die Florence-Nightingale-Biografie von Krankenpfleger und Historiker Manfred Vasold (zur beruflichen Herkunft des Autoren vgl. Vasold 2003: Klappentext); hier ist lediglich eine gewisse Glättung hinsichtlich einer runden Darstellung zu beklagen; Fußnoten oder Belege sucht man hier vergebens; das Buch hat also keinen wissenschaftlichen Charakter. Aber als Einführung in das Leben Nightingales eignet es sich allemal.

Eher ein investigativer Sensationsbericht und Skandalreport ist das „masterly piece of historical detective work" (LeFanu, zit. nach Small 1999, Klappentext) von Hugh Small mit dem Titel „Florence Nightingale – Avenging Angel[3]", in dem der Frage nachgegangen wird, warum die Geschundene zehn Jahre lang nach ihrem Krimeinsatz das Bett gehütet hat und zeitlebens ein Invalide blieb. Der Hintergrund sei folgender: Nightingale sei damit beauftragt worden, die Mortalitätsrate im Militärlazarett in Scutari aufzuklären und habe dabei Versäumnisse der britischen Regierung entlarvt, die die Hygiene im Scutari Hospital sträflich vernachlässigt hat. Als Nightingale nicht durchsetzen konnte, dass die Regierung ihren Enthüllungsbericht veröffentlicht, brach sie mit unterdrückten Schuldgefühlen körperlich und seelisch zusammen. Obschon es tatsächlich einen solchen Bericht gab, der Versäumnisse der damaligen britischen Regierung nachwies und der wirklich nicht zur Veröffentlichung gelangte und tatsächlich Nightingale nach dem Krimkrieg unter großen gesundheitlichen Problemen litt, so verwundert an diesem Buch die reißerische Präsentation dieser längst bekannten Fakten. An wen richtet sich den solch eine in dieser Weise aufbereitete Revolvergeschichte? Sieht hier der Verlag und der Autor sensationshungrige Leser/innen von Boulevardmedien als Adressat/inn(en)? Muss man denn die Historie so aufarbeiten, als wäre es ein aktueller Politikskandal, obwohl alle Beteiligten gestorben sind und die vermeintlichen „Enthüllungen" ohne jegliche Konsequenz bleiben? Das Beste an diesem Buch ist noch das Cover, das das illustre Gemälde „The Mission of Mercy: Florence Nightingale receiving the wounded at Scutari" von Jerry Barrett zeigt.

Ein historischer Text ist der 1860 von Florence Nightingale selbst verfasste Krankenpflegeratgeber „Notes on Nursing: What it is and what it is not" (Nightingale 1860/1969), den man vor dem Hintergrund der damaligen Hygienebewegung betrachten muss (vgl. Schweikardt, Schulze-Jaschok 2005: S. 14), weil im Zentrum dieser Empfehlungen steht, wie man den Patienten vor schädlichen Einflüssen fernhält. Themen des Buches sind nämlich „ventilation and warming (…) health of houses (…) petty management[4] (…) noise (…) variety[5] (…) food (…) bed and bedding (…) light (…) cleanliness of rooms and walls (…) personal cleanliness (…) chattering hopes and advices[6]"

---

[3] Racheengel

[4] „Organisation im Alltag" (Nightingale 2005, S. 5)

[5] „Abwechslung" (a. a. O., S. 5)

[6] „Schwatzhafte Hoffnungen und Ratschläge" (a. a. O. 2005, S. 6)

(Nightingale 1860/1969: S. 5) und erst zum Schluss wird der Patient auch mal angeschaut: „Observation of the sick" (a. a. O.: S. 5). Der rigorose, strenge, kategorische und zuweilen sarkastische Duktus des Büchleins klingt nach dominanter Oberschwester und so gar nicht nach Jane Austen, der Lieblingsschriftstellerin der Autorin; das liegt aber daran, dass sich das Buch an Laienpflegerinnen richtete, die einen Angehörigen pflegen oder an Hausfrauen, die präventiv die Gesundheit fördern möchten, aber nicht an professionell Pflegende (vgl. Seidler, Leven 2003: 220). Vielleicht ist der Stil aber auch auf die Wut Nightingales über die katastrophalen Verhältnisse im desolaten Truppenlazarett in Scutari zurückzuführen.

**2 Reflexion der didaktischen Analyse**

**2.1 Möglichkeiten des Transfers fach- und bereichsdidaktischer Theorien und Modelle für die Gestaltung von Lehr-Lernprozessen**

Nicht nur die Unzulänglichkeit der allgemein-didaktischen Analyse von Klafki, deren sprachliche Komplexität nicht über die Banalität der Fragen der didaktischen Analyse hinwegtäuschen kann, legen eine andere, speziellere Didaktik nahe; es ist überhaupt die Frage, ob die Besonderheiten der Fachgebiete nicht auch spezifische Fachdidaktiken erfordern. Obzwar der Vorzug einer allgemeinen Didaktik in der universellen Einsetzbarkeit für sehr viele verschiedene Fächer liegt, so übersieht man durch die Anwendung einer allgemeinen Didaktik allerdings alles das, was ganz typisch für ein Fachgebiet ist. Ein fachdidaktisches Konzept für die Pflege stammt von Darmann-Finck und der Vorzug der von ihr entwickelten heuristischen Matrix, die im nächsten Kapitel näher erläutert wird, ist die strukturierte Aufarbeitung eines Stoffes entsprechend von Kategorien, die im Feld vorzufinden sind; eine Matrix dieser Art erinnert an eine Checkliste, die einem helfen soll, auch an alles Wichtige zu denken. Auch hervorzuheben ist, dass man von verschiedenen Perspektiven auf eine Situation blickt, aus der Perspektive des Pflegenden, aus der Perspektive des Patienten und/oder seines Angehörigen, und aus der Perspektive der Institution bzw. der Gesellschaft. Diese Kategorien sind in einer allgemeinen Didaktik nicht vorgesehen. Aber auch hier sind – ähnlich wie bei Klafki – die einzelnen Kategorien unpräzise definiert, so dass es z. B. zu Überschneidungen kommt (Beispiel: Perspektive des Pflegenden und pflegerisches Handeln als zwei Kategorien der Matrix, die nicht trennscharf abzugrenzen sind).

Jedoch ist festzuhalten, dass eine Fachdidaktik den spezifischen Anforderungen des Fachunterrichts besser Rechnung trägt, als eine allgemeine Didaktik, bei der die Besonderheiten des Feldes ignoriert werden.

## 2.2 Reflexion der didaktischen Analyse vor dem Hintergrund der didaktischen Theorie von Ingrid Darmann-Finck

Darmann-Finck erarbeitete die „interaktionistische Pflegedidaktik", die sie einerseits auf die kritisch-konstruktive Didaktik Klafkis, andererseits auf die Beobachtung von Pflegeunterricht ableitete (Darmann-Finck, Muths 2009: S. 1). Die interaktionistische Pflegedidaktik hat den Anspruch, Macht und Herrschaft im Gesundheitssystem zu durchschauen, Ideologie und Gesellschaft zu kritisieren und Emanzipationsprozesse anzuregen (vgl. a. a. O.: S. 2). Im Pflegeunterricht wurden bei Beobachtungen drei Bildungskonzepte der Lehrer/innen identifiziert, nämlich Regelorientierung, Fallorientierung und Meinungsorientierung (vgl. a. a. O.: S. 2). Diesen Bildungskonzepten der Pflegelehrer/innen wurden Erkenntnisinteressen gemäß der Theorie des Kommunikationsphilosophen Jürgen Habermas zugeordnet. Die Regelorientierung entspricht dem technischen Erkenntnisinteresse, das zur Ermittlung des theoretischen und empirischen Wissens führt, das die Schüler/innen zur Lösung des Schlüsselproblems benötigen (vgl. a. a. O.: S. 5). Die Fallorientierung wird dem praktischen Erkenntnisinteresse zugewiesen, in dessen Fokus „das Verstehen des Klientenfalls in einer Einzigartigkeit und dem Aushandeln von Handlungsmöglichkeiten" (a. a. O.: S. 7) steht. Die Meinungsorientierung entspricht dem Habermasschen emanzipatorischen Erkenntnisinteresse (vgl. a. a. O.: S. 2), auf dessen Grundlage unsichtbare Gesetze, die hinter den sichtbaren Phänomenen wirken, außer Anwendung gebracht werden (vgl. a. a. O. S. 9). Zu den verschiedenen Ebenen der Erkenntnis gesellen sich noch die verschiedenen Perspektiven der Personen und Institutionen: Pflegende, Patienten, Angehörige, Institutionen des Gesundheitssystems (vgl. a. a. O.: S. 5). Eine Sonderkategorie bildet das „pflegerische Handeln" (a. a. O.: S. 5). Es wirkt seltsam, dass in dieser Matrix zwischen Pflegendem und pflegerischem Handeln unterschieden wird, weil nicht trennscharf zwischen einer Person und seinen Handlungen unterschieden werden kann. So muss auch Darmann-Finck eingestehen, dass in der „Pflegepraxis Wahrnehmen und Handeln i. d. R." (a. a. O. S. 9) zusammenfallen. Während aber in der Kategorie „Pflegende" die Selbstpflege des Pflegenden, also z. B. „rückenschonendes Arbeiten, der Umgang mit eigene belastenden Gefühlen oder Ansatzpunkte zur Prophylaxe eines Burnouts auf der individuellen Ebene" (a. a. O.: S. 7 f.) erfasst wird, so ist die

Kategorie „pflegerisches Handeln" z. B. auf die „instrumentelle und strategische Kompetenz" (a. a. O.: S. 7) bei der Unterstützung oder vollständigen Pflege der Patienten bezogen (vgl. a. a. O.: S. 7).

Die genannten Erkenntnisinteressen und die Perspektiven verschränken sich zu einer „pflegedidaktischen Heuristik" (a. a. O.: S. 5), die allgemeine Ziele angibt, „die als Analysekategorien und Aufmerksamkeitsrichtungen an Lernfelder oder bei der Entwicklung von Lerninseln an für ein Handlungsfeld typische Problem-, Konflikt- und Dilemmasituationen herangetragen werden können (…)" (a. a. O.: S. 5). Dabei basieren die „Lerninseln (…) auf beruflichen Schlüsselproblemen, also interdisziplinär und multidimensional angelegten Berufssituationen, die typische, strukturell bedingte Problem-, Konflikt- oder Dilemmasituationen beinhalten." (a. a. O.: S. 4).

Da das Thema „Lebensgeschichte von Florence Nightingale in ihrem historischen Kontext und was sie heutzutage uns zu sagen hat" zu vielschichtig ist und die Matrix mit sehr unterschiedlichen Inhalten bestückt werden würde, die nur wenig miteinander zu tun haben, auch die Perspektiven von historischen, inzwischen verstorbenen Patienten und nicht mehr existenten Institutionen für die gegenwärtige Pflegepraxis irrelevant sind, so wird der Stoff durch „didaktische Reduktion" verjüngt: Die Schlüsselsituation Nightingales, in der sie in einem Militärlazarett an der Wand hinter dem Patientenbett einen Infektionsherd entdeckt, wird auf die Gegenwart übertragen, allerdings auf ein ziviles Krankenhaus. Auf diese Situation wurde entsprechend der Vorstellungen von Darmann-Finck (vgl. a. a. O.: S. 5) eine heuristische Matrix angewandt (Anhang 1) und daraus die Struktur einer Lerninsel abgeleitet (Anhang 2). Folgendes „Narrativ" käme dann im Unterricht zum Einsatz:

„Pflegeschüler Richard hat einen praktischen Einsatz auf einer schlecht beleumdeten Krankenhausstation. Im vergangenen Theorieblock hatte er Unterricht über die Geschichte der Pflege, z. B. zu Florence Nightingale und wie sie in den Militärlazaretten in Scutari und Sewastopol katastrophale hygienische Zustände vorfand. Nun erkennt Schüler Richard selbst Gefährdungen für den Patienten, weil er sieht, dass sich in einem Krankenzimmer an der Wand Schimmel gebildet hat, von dem auch ein übler Geruch ausgeht. Der Patient, der sich in unmittelbarer Nähe des Infektionsherdes befindet, ist zu geschwächt, um Gefahren zu erkennen und sich zu wehren; seine „bildungsfernen" Angehörigen haben keinen Blick für die Zustände. Richard hat Mitleid mit dem Patienten, spürt aber, dass er Schwierigkeiten haben wird, die Zustände in dem Krankenhaus zu verbessern, weil er als Pflegeschüler im Team ein schlechtes Standing hat und überhaupt das Klima auf Station sehr schlecht ist. Außerdem fühlt er sich zum Thema Hygiene nicht ausreichend ausgebildet und fühlt sich in der praktischen Anwendung der Hygienehandgriffe, wie z. B. der korrekten Händedesinfektion, nicht sicher. Gleichzeitig hat er das Gefühl, dass er die Sicherheit und Stabilität, zu der er gerne gelangen würde, auf dieser Station eher nicht finden wird." *Welche Schlüsselprobleme lassen sich identifizieren?* Der Pflegeschüler erkennt die Probleme, wüsste auch in vielen Fällen, welche Maßnahmen zu ergreifen sind, obwohl er auch in manchen Punkten noch unsicher ist, braucht vielleicht noch ein bisschen Übung bei der Handhabung, fühlt Mitleid mit dem stark gefährdeten Patienten, erkennt auch, dass der Patient und seine Angehörigen überfordert sind. Die Frage ist nun aber, inwieweit er sich gegenüber dem schwierigen Team durchsetzen kann, so dass das Team in der Lage ist, Hygienemaßnahmen zu ergreifen und Schüler/innen adäquat anzuleiten.

# Literaturverzeichnis

- AltPflAPrV (2016): Altenpflege-Ausbildungs- und Prüfungsverordnung vom 26. November 2002 (BGBl. I S. 4418), die zuletzt durch Artikel 35 des Gesetzes vom 18. April 2016 (BGBl. I S. 886) geändert worden ist. Online im Internet: http://www.gesetze-im-internet.de/altpflaprv/AltPflAPrV.pdf, abgerufen am 9. August 2018.

- Bischoff-Wanner, Claudia (1997): *Frauen in der Krankenpflege – Zur Entwicklung von Frauenrolle und Frauenberufstätigkeit im 19. und 20. Jahrhundert.* 3., durchges. Aufl., überarb. und erw. Neuausg. Frankfurt am Main, New York: Campus.

- Bostridge, Mark (2009): *Florence Nightingale.* London: Penguin Books.

- Darmann-Finck, Ingrid; Muths, Sabine (2009): „Interaktionistische Pflegedidaktik". In: Olbrich, Christa (Hrsg.): *Modelle der Pflegedidaktik.* München: Urban & Fischer bei Elsevier, S. 1 - 21.

- Dieterle, William (eigentlich Wilhelm)(1936/2015): *The White Angel.* US-amerikanischer Spielfilm auf DVD. Burbank: Warner Brothers Archive Collection.

- Duke, Daryl (1985/2010): *Florence Nightingale.* US-amerikanischer Spielfilm auf DVD. London: Sony Pictures Home Entertainment.

- Emig, Rainer (2010): „Die Domestizierung des Krieges: Florence Nightingales `Public Relations´-Strategien während des Krimkrieges." In: Thiele, Martin; Thomas, Tanja; Virchow, Fabian (Hrsg.): *Medien – Geschlecht – Krieg. Affirmationen und Irritationen sozialer Ordnung.* Wiesbaden: VS Verlag für Sozialwissenschaften, Springer Fachmedien. S. 279 – 294.

- Gehle, Nathalie; Platz, Steffi (o. J.): *BWK Bildungswerk in Kreuzberg GmbH. Bildung – Erfolg – Zukunftssicherung.* Informations- und Werbebroschüre. Berlin: BWK.

- Kaminer, Wladimir (2017): „Krim (Audiotrack Nr. 3 auf CD 1)". In: *Goodbye, Moskau.* München: Random House Audio.

- Klafki, Wolfgang (1958/1970): „Fünfte Studie: Didaktische Analyse als Kern der Unterrichtsvorbereitung (1958)". In: *Studien zur Bildungstheorie und Didaktik.* Weinheim, Berlin, Basel: Verlag Julius Beltz. S. 126 - 153.

- Klafki, Wolfgang (2007): „Zweite Studie: Grundzüge eines neuen Allgemeinbildungskonzepts. Im Zentrum. Epochaltypische Schlüsselprobleme". In: *Neue Studien zur Bildungstheorie und Didaktik. Zeitgemäße Allgemeinbildung und kritisch-konstruktive Didaktik.* 6. Auflage. Weinheim, Basel: Beltz Verlag. S. 43 - 81.

- Klein, Hamindokht (Hrsg.)(o. J.): *Ausbildung zum/zur staatlich anerkannten Altenpfleger/in mit interkulturellem Schwerpunkt.* Flyer. Berlin: BWK.
- Kuhlich, Dagmar; Rau, Eberhard (Red.)(2006): *Altenpflege – Eine Handreichung.* Berlin: Senatsverwaltung für Bildung, Jugend und Sport.
- Meißner, Thomas (2019): „Florence Nightingale – Die Lady mit der Lampe". *Der prominente Patient. Krankheiten berühmter Persönlichkeit.* Berlin: Springer-Verlag. S. 263 - 265.
- Nightingale, Florence (1860/2005): *Bemerkungen zur Krankenpflege.* Frankfurt am Main: Mabuse-Verlag.
- Nightingale, Florence (1860/1969): *Notes on Nursing - What it is and what it is not.* New York: Dover Publications.
- Reid, Struan (2004): *The Life and World of Florence Nightingale.* Oxford: Heinemann Library.
- Schmal, Jörg (2017): „Bedingungsanalyse - Was sind meine Unterrichtsbedingungen?" In: *Unterrichten und Präsentieren in den Gesundheitsfachberufen. Methodik und Didaktik für Praktiker.* Berlin: Springer, S. 48 - 60.
- Schweikardt, Christoph; Schulze-Jaschok, Susanne (2005): „Einführung zu Florence Nightingale und den "Notes on Nursing"". In: *Bemerkungen zur Krankenpflege.* Frankfurt am Main: Mabuse Verlag. S. 9 - 19.
- Seidler, Eduard, Karl-Heinz Leven (2003): *Geschichte der Medizin und der Krankenpflege.* 7., überarbeitete und erweiterte Auflage. Stuttgart: Kohlhammer.
- Small, Hugh (1999): *Florence Nightingale - Avenging Angel.* London: Constable.

- Traub, Rainer (Red.)(2013): „Das Britische Empire 1600 - 1947: Als England die Welt regierte". In: *Der Spiegel Geschichte* Nr. 1.
- Vasold, Manfred (2003): *Florence Nightingale - Eine Frau im Kampf um die Menschlichkeit.* Regensburg: Verlag Friedrich Pustet.
- Wilcox, Herbert (1951/2007): *The Lady With The Lamp.* Britischer Spielfilm auf DVD. London: Optimum Releasing/Studio Kanal.

ANHANG 1: Analyse der Fallsituation „Entdeckung einer Infektionsgefahr" mit einer heuristischen Matrix (nach Finck)

| Zielebene | Pflegende | Patient/Angehörige | Institution/Gesellschaft | pflegerisches Handeln |
|---|---|---|---|---|
| **Technisches Erkenntnisinteresse (Schüler nennen / erklären z. B.)** | Kenntnisse über Infektionswege, hygienische Arbeitsweise, z. B. Händedesinfektion, Früherkennung eigener Symptome. | Krankheitslehre, Symptome erkennen, Pflege bei Infektionskrankheiten, Sanierung bei Infektionen, ggf. Isoliermaßnahmen. | Infektionsschutzgesetz, Empfehlungen des Robert-Koch-Instituts, Behandlung im multidisziplinären Team, Hygienelehrbücher. | Richtige Technik der Händedesinfektion, Wissen über Desinfektion und Hygienemaßnahmen, Kommunikation im Team. |
| **Praktisches Erkenntnisinteresse (Schüler nehmen wahr/verstehen/verständigen sich z. B. über ...)** | Mitleid mit Patienten, ICN-Ethikkodex (Gesundheit fördern & wiederherstellen, Krankheit verhüten, Leiden lindern), Angst vor eigener Ansteckung. | Angst vor der Ansteckung, Schwächegefühl, Interesse an der Genesung, Vertrauen in die Institution Krankenhaus, nicht immer Gesundheitskompetenz vorhanden. | Die Gesellschaft hat ein besonderes Interesse, die Ausbreitung von Infektionen zu vermeiden, da sie weiteres Leiden und auch weitere Kosten erzeugen. | Konsequentes Durchführen von Hygienemaßnahmen, ggf. andere Abteilungen des Krankenhauses mit einbeziehen; Einflussmöglichkeiten als Schüler/in. |
| **Emanzipatorisches Erkenntnisinteresse (Schüler reflektieren z. B. den Widerspruch zwischen ...)** | Pflegeschüler steht unter Leistungsdruck und soll in der Praxis die Hygiene erlernen, doch das Team vernachlässigt Hygiene und Schüleranleitung. | Krankenhaus ist ein Ort, wo der Patient erst recht krank wird, obwohl er dort gesund werden möchte. Er muss dort sein, wo er eigentlich nicht sein will. | Die Hygienemaßnahmen kosten erst mal mehr Zeit und Geld. Würde sich aber eine Epidemie erst mal ausbreiten, dann würden höhere Kosten entstehen. | Überzeugen eines schwierigen Teams, dass Hygienemängel vorliegen, obwohl Schüler/in in einem Abhängigkeitsverhältnis steht (Prüfungen/Bewertungen). |

**ANHANG 2: Struktur der Lerninsel „Hygienemängel erkennen, kollegial ansprechen und gemeinsam adäquat bekämpfen"**

**Einstieg:** Pflegeschüler Richard findet bei einem praktischen Einsatz mangelnde Hygienebedingungen vor.

10 Min.

80 Min.

**Lernsequenz 1:**
„Probleme ansprechen im Team"

**Methode – Lehrgespräch und Rollenspiel:**

1. Konfliktanalyse, Rollen im Team, Konfliktursachenforschung.

2. Wie man ein kollegiales Feedback gibt.

3. Anwendung des kollegialen Feedbacks im Rollenspiel.

90 Min.

**Lernsequenz 2:**
„Hygiene als Infektionsschutz"

**Methode: Lehrervortrag und Filmvorführungen**

1. Was ist Hygiene? 2. Infektionswege; 3. Händehygiene; 4. Krankheitserreger; 5. Hygienischer Umgang mit Gegenständen; 6. Hygienebeauftragte; 7. HACCP; 8. Schutzkleidung in der Küche; 9. Infektionsschutzgesetz; 10. Kennzeichnungen von medizinischen Produkten.

70 Min.

**Lernsequenz 3:**
„Übung zur Händedesinfektion"

**Methode – Übung mit einer Schwarzlichtbox:** Die Schüler desinfizieren nacheinander die Hände mit Desinfektionsmittel, dem eine fluoreszierende Lösung beigemischt wurde und halten dann die Hände in eine Schwarzlichtbox, die mit einer Webcam ausgestattet wird; nun kann man ggf. Mängel bei der Desinfektionstechnik erkennen.

20 Min.

**Abschluss:** Ergebnissicherung - Was haben wir gelernt?

Methode: Anknüpfung an Einstiegssituation in einem Unterrichts-Gespräch.

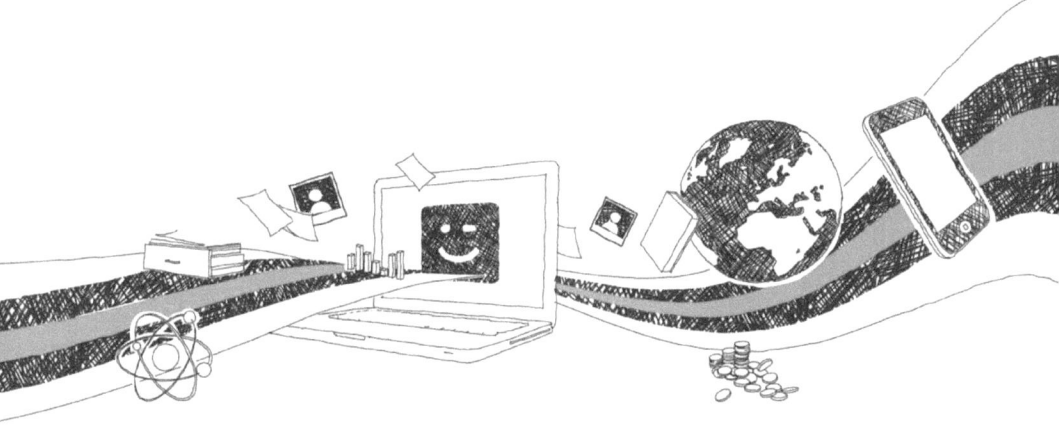
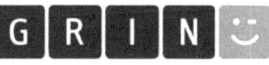